NOTICE

SUR L'EMPLOI

DE L'ERGOTINE BONJEAN

DANS LA

NÉVRALGIE SCIATIQUE

PAR

Le Dr Louis HOFFMANN

PARIS

P. ASSELIN, SUCCESSEUR DE BÉCHET JEUNE ET LABÉ,

ÉDITEUR DES ARCHIVES GÉNÉRALES DE MÉDECINE

Place de l'École-de-Médecine

1872

NOTICE

SUR L'EMPLOI

DE L'ERGOTINE BONJEAN

DANS LA NÉVRALGIE SCIATIQUE.

MESSIEURS,

Atteint depuis plus de trente ans de douleurs sciatiques que je combattais habituellement par de larges vésicatoires volants qui m'obligeaient de garder la chambre, ne pouvant actuellement m'accorder un pareil repos, je me remis à l'étude de la physiologie et me rappelai les expériences de Claude Bernard sur les fonctions du grand sympathique.

Cette belle découverte de l'action des nerfs vaso-moteurs sur les vaisseaux artériels change complétement les idées sur l'inflammation et nous ramène, après environ deux mille ans, à la théorie du méthodiste Thémison sur le strictum et le laxum.

En effet, la cessation de l'action d'un des filets du grand sympathique sur les vaisseaux artériels, auquel il est fixé, cessation d'action soit par section, soit par toute autre cause, produit tous les phénomènes que nous désignons par le mot inflammation, comprenant : tumeur, chaleur, rougeur et douleur.

Ces vaisseaux, soumis à la seule puissance de la circulation cardiaque, se dilatent, laissent le sang s'accumuler dans un tissu, dans un organe, et cette stase sanguine développe la chaleur, comprime les tissus environnants, presse les nerfs de la sensibilité, détermine de la douleur, et tous les signes de l'inflammation apparaissent.

Afin de bien faire comprendre la théorie qui m'a conduit à employer l'ergotine Bonjean dans la névralgie sciatique, je crois devoir rappeler les expériences de Claude Bernard que quelques-uns de mes confrères peuvent avoir oubliées :

1° La section des nerfs du sentiment, dit-il, outre l'abolition du sentiment, produit la diminution de température dans les parties où ils se rendent.

2° Celle des nerfs du mouvement, outre l'abolition du mouvement a donné lieu également à un refroidissement des parties paralysées.

3° La destruction du nerf sympathique, qui ne produit ni l'immobilité des membres ni la perte de sensibilité, amène une augmentation de température constante et très-considérable.

4° Si l'on coupe un tronc nerveux mixte qui renferme à la fois des nerfs du sentiment du mouvement, et des filets du grand sympathique, on a les trois effets réunis, savoir : la paralysie du sentiment, paralysie du mouvement et exaltation de la caloricité. C'est ce que l'on peut obtenir par la section du nerf sciatique. Toutefois, on comprendra que la caloricité doive être dans ce dernier cas un peu moins prononcée, parce qu'elle est alors contrebalancée par l'abaissement de chaleur que détermine simultanément la paralysie des nerfs du sentiment et du mouvement.

Ces expériences physiologiques sur les fonctions différentes appartenant aux nerfs de la vie organique (système ganglionnaire) et à ceux de la vie de relation (système cérébro-spinal), nous permettent de comprendre la fièvre et ses diverses manifestations.

L'accès dont l'intermittence est le type et qui parcourt rapidement et régulièrement ses différents stades, nous servira d'exemple; il serait difficile, en effet, de suivre ces affections connues actuellement sous le nom de phlegmasies, qui toutes cependant débutent par un frisson initial qu'il est souvent impossible de constater et dont la durée est de plusieurs septénaires; aussi l'étude des jours critiques, que certaines personnes appellent une méditation sur la mort, est-elle aujourd'hui complétement abandonnée.

L'accès que nous appellerons normal, si vous le permettez, débute ordinairement par une courbature générale avec refroidissement, bâillement, contraction de la peau, pâleur générale, petitesse, fréquence et irrégularité du pouls, et enfin urine dite nerveuse claire et limpide.

Ce qui domine dans ce premier stade, c'est la courbature et le frisson initial : PÉRIODE D'INVASION.

Dans le second stade, la chaleur domine ; elle est accompagnée d'épanouissement et de teinte rosée de la peau, d'agitation, d'anxiété, de soif ardente, de développement du pouls, d'urine rougeâtre.

Ce qui domine dans ce second stade, c'est la chaleur et le développement du pouls : PÉRIODE DITE DE RÉACTION.

Enfin une détente générale avec sueur plus ou moins abondante termine l'accès, et un état de calme avec bien-être indique que l'équilibre est rétabli entre les deux systèmes nerveux.

La sueur est donc le principal caractère de ce troisième stade.

Mais qu'est-ce que le frisson et comment le comprendre ?

Rien de plus simple suivant moi. Par suite d'une cause physique ou morale, un dérangement, une suspension, une paralysie momentanée a lieu dans les fonctions de la vie de relation (système nerveux cérébro-spinal). Par suite de cette paralysie, de cette section si vous voulez, les nerfs du mouvement et quelquefois du sentiment cessent d'agir ; de là, courbature, faiblesse générale, froid intense, le malade se couvre pour conserver le peu de chaleur qui lui reste, il claque des dents, accuse souvent de l'oppression ou un violent mal de tête, et si le frisson persiste, il meurt couvert d'une sueur froide, n'ayant pas de réaction ou une réaction incomplète ; il est sidéré, c'est un accès pernicieux.

Si au contraire la cause physique ou morale est légère ou que la constitution soit forte, l'accès est modéré quoique l'action se fasse également sentir sur le grand sympathique qui alors cesse d'agir sur les vaisseaux artériels ; mais le résultat est inverse, sa suspension d'action produit de la chaleur, les vaisseaux artériels se dilatent ne pouvant plus se contracter, et laissent le sang s'accumuler dans un tissu, dans un organe ; dans ce cas, vous avez un simple accès avec congestion de la rate, seul organe qui par sa structure se dilate facilement.

Si c'est un autre organe qui se congestionne, et habituellement c'est le plus faible, vous avez, en terme technique, une phlegmasie qui sera une pneumonie, une hépatite, une gastrite, une entérite, et si ce sont les enveloppes séreuses qui sont atteintes, comme elles contiennent une

plus grande quantité de filets du grand sympathique et de nerfs de la sensibilité, vous aurez
une péricardite, une pleurésie, une péritonite.
Peu à peu cependant la chaleur se répand,
l'équilibre se rétablit dans les fonctions nerveuses des deux ordres de nerfs , une détente
générale a lieu avec sueur plus ou moins abondante, l'accès est terminé et les fonctions reprennent.

Je crois donc que les expériences physiologiques de Claude-Bernard, sur les nerfs de la
vie de relation et sur les nerfs de la vie organique, jettent une clarté assez vive pour nous
permettre de comprendre ce que l'on doit en-
tendre par fièvre.

En effet, voyez le début : dérangement, suspension plus ou moins prolongée des fonctions
des nerfs de la vie de relation, courbature, abaissement de température, diminution de calibre
des vaisseaux superficiels, refoulement du sang
vers les organes internes, FRISSON.

L'action paralysante se propageant aux filets
du grand sympathique, il y a dilatation des vaisseaux, stase sanguine, coloricité puissante, peu à
peu l'équilibre se rétablit dans les fonctions des
nerfs de la vie organique et de la vie de relation,

une détente générale se déclare, une sueur
plus ou moins abondante se développe, l'accès
est terminé, les fonctions reprennent, et nous
avons eu les trois stades : FRISSON, CHALEUR ET
SUEUR.

Comment comprendre, comment expliquer
la différence qui existe entre le fluide nerveux
de la vie de relation qui produit le froid par la
section du nerf et le fluide nerveux du système
ganglionnaire, dont la section du nerf produit
la chaleur.

Jacubowisch va la donner.

Il admet que les éléments essentiels du système nerveux sont au nombre de trois :

1° Les cellules nerveuses motrices ;

2° Les cellules nerveuses sensitives ;

3° Les cellules nerveuses sympathiques.

Les cellules nerveuses motrices sont les plus
grosses, ayant trois, quatre et un plus grand
nombre de pôles, ceux-ci forment des fibres
grosses, à cylinder-axis, entourées d'une gaîne
en spirale, dont les tours de spire sont séparés
de la substance médullaire.

Les cellules nerveuses sensitives sont fusiformes et quatre fois plus petites que les cellules motrices, elles ont en général trois pôles et jamais au delà de quatre.

Les cellules sympathiques sont ovalaires-bipolaires, moins grosses que les cellules motrices.

Le tissu conjonctif qui unit les divers éléments entre eux forme le névrilème.

Or, pourquoi cette différence d'organisation, si ce n'est pour une différence de fonctions ; où voulez-vous que le fluide électrique qui se dégage incessamment, par suite de la combinaison et décombinaison de tous nos tissus, pendant les actes de la vie organique, se condense, si ce n'est dans des organes spéciaux qui seront les cellules nerveuses, sortes de bouteilles de Leyde, se chargeant les unes d'électricité positive, les autres d'électricité négative, toutes deux devant dans l'état de santé entretenir la régularité des fonctions et des diverses sécrétions et excrétions. Le contraire se produira dans l'état de maladie, soit par la suspension ou la diminution de la condensation dans les cellules nerveuses de l'électricité dégagée de nos organes, soit par la condensation inverse de cette même électricité, dont les pôles seront changés, la négative devenant positive et *vice versâ ;* de là des sécrétions alcalines qui devraient être acides et des sécrétions acides qui devraient être alcalines ; dans ces conditions la douleur se développe et produit tous les désordres incompatibles avec la santé.

Mille pardons de cette digression que j'ai cru utile pour expliquer l'emploi de l'ergotine dans la névralgie sciatique.

Le nerf sciatique, nerf mixte, ainsi que je viens de le dire, composé des nerfs du sentiment, du mouvement et des filets du grand sympathique, accompagnant tous les vaisseaux capillaires artériels nécessaires à l'entretien de la vie de tous les organes, de tous les tissus.

Sachant également que ces trois nerfs ont, outre le névrilème propre à chaque tube nerveux, un névrilème commun remarquable par sa consistance, son inextensibilité et par le nombre prodigieux des vaisseaux qui se ramifient dans ses parois, j'en ai tiré la conséquence qu'en employant un médicament agissant sur les nerfs vaso-moteurs chargés de faire contracter les vaisseaux artériels, qu'ils accompagnent, je devrais diminuer la congestion locale du nerf sciatique et détruire la douleur occasionnée par la compression qu'éprouve le nerf sensitif. Compression se faisant dans la gaîne inextensible, formée par le névrilème commun.

Confiant dans mes déductions physiologiques, je pris donc des dragées d'ergotine Bonjean, deux le soir en me couchant, trois heures après le repas, deux à minuit et deux le lendemain à six heures ; cette dose, qui représente environ 60 à 70 centigrammes d'ergotine, me permit de sortir sans douleur appréciable. Malheureusement, encouragé par ce résultat, je continuai cette dose pendant trois jours, et sous l'influence d'un gramme quatre-vingts centigrammes à deux grammes d'ergotine, je détruisis complétement ma névralgie sciatique, mais pendant sept à neuf jours environ j'éprouvais une douleur atroce du cœur et un serrement de poitrine, qui ressemblait fort à un violent accès d'angine de poitrine. Éclairé par ma douleur, je me promis bien d'être plus circonspect au premier accès qui me prendrait ; en effet, trois ou quatre mois après, nouvelle crise, nouvel emploi de l'ergotine ; mais alors trois dragées furent prises, la première le soir en me couchant, trois heures après le repas, la deuxième à une heure du matin, la troisième, à six heures, le lendemain matin. Cessation complète de mes douleurs. Je continuai pendant trois jours, le soir en me couchant, une seule dragée, en tout six, soit 60 à 75 centigrammes d'ergotine ; aucun accident n'eut lieu vers le cœur, ni vers la poitrine. Je suivis mon régime habituel, et depuis lors, dès qu'une douleur paraît vouloir revenir, une, deux ou trois dragées d'ergotine, prises pendant un, deux ou trois jours, le soir en me couchant, suffisent pour me débarrasser complétement.

Ayant fait cette expérience sur moi, et plus tard sur mes clients atteints de cette douloureuse affection, je crois, messieurs, être utile aux malades et agréable à mes collègues, en vous communiquant le résultat de mes observations fondées sur la physiologie, je devrais dire sur la pathologie physiologique.

C'est à la découverte des nerfs vaso-moteurs, c'est à la théorie du strictum et du laxum renouvelée de Thémison que je dois l'idée d'employer l'ergotine dans la sciatique.

Du reste, comme le dit Robert-Latour, les savants de notre époque ne veulent pas comprendre que la théorie n'est autre chose que le rapport des faits entre eux, et qu'un médecin, digne de ce nom, doit toujours faire usage de sa raison, aidé de sa mémoire, pour tâcher de ne dire que des choses utiles.

Veuillez, Messieurs et très-honorés confrères, recevoir, avec votre bienveillance habituelle, les efforts qu'a pu faire un de vos vieux collègues,

Louis HOFFMANN.

Paris. Typ. A. Parent, rue Monsieur-le-Prince, 31